T Karthikeyan

Tratamento Fisioterapêutico da Marcha no Acidente Vascular Cerebral

T Karthikeyan

Tratamento Fisioterapêutico da Marcha no Acidente Vascular Cerebral

Fisioterapia Neurológica

Imprint

Any brand names and product names mentioned in this book are subject to trademark, brand or patent protection and are trademarks or registered trademarks of their respective holders. The use of brand names, product names, common names, trade names, product descriptions etc. even without a particular marking in this work is in no way to be construed to mean that such names may be regarded as unrestricted in respect of trademark and brand protection legislation and could thus be used by anyone.

Cover image: www.ingimage.com

This book is a translation from the original published under ISBN 978-620-6-77122-7.

Publisher:
Sciencia Scripts
is a trademark of
Dodo Books Indian Ocean Ltd. and OmniScriptum S.R.L publishing group

120 High Road, East Finchley, London, N2 9ED, United Kingdom
Str. Armeneasca 28/1, office 1, Chisinau MD-2012, Republic of Moldova, Europe
Printed at: see last page
ISBN: 978-620-7-61860-6

Dr.T.Karthikeyan, MPT, Doutoramento, D.SC (Reabilitação Médica)
(Aptidão física, testes físicos, especialista em prescrição)
(Académico proeminente, investigador, educador Reabilitação
& Cuidados funcionais),
Professor Associado/Chefe /
Antigo reitor/presidente
(Fisioterapia/Farmácia/Departamento de Assistência aos Estudantes)
Universidade de Gurugram
Sector 51
Jardim Mayfield
Gurugram-122003
Haryana
Índia
Telemóvel: - +91-9448343356,
Correio eletrónico:- karthik_77in@yahoo.co.in
dr.t.karthikeyan@gurugramuniversity.ac.in,

drkarthiknimhans@gmail.com

ÍNDICE DE CONTEÚDO

RECONHECIMENTO

Antes de mais, gostaria de agradecer a **Deus Todo-Poderoso** pela Sua orientação ao longo da minha carreira. Este projeto foi uma grande experiência de aprendizagem para mim.

Dinesh Kumar, Hon VC, meu guia académico e modelo, pelo seu apoio oportuno, orientação constante e encorajamento inabalável ao longo do meu estudo.

Expresso a minha sincera gratidão ao **Prof. S.C Kundu** , Professor, guia DAA, pelo seu constante apoio administrativo ao longo do meu estudo.

Expresso a minha sincera gratidão ao **Dr. Dr. Rajiv Kumar Singh**, Registrador-guia, pelo seu constante apoio administrativo ao longo do meu estudo.

Tenho o dever de agradecer sinceramente à minha amada esposa, **Sra. Krishna Veni**, aos meus filhos **Sai Ghayathri K**, aos meus pais e à minha sogra pelo seu amor, apoio, motivação e orações que tornaram esta jornada abençoada.

Os meus agradecimentos especiais e sinceros aos meus sujeitos, pelo seu precioso tempo e apoio, sem os quais este estudo não poderia ter sido bem sucedido.

INTRODUÇÃO

O acidente vascular cerebral (AVC) é definido como o desenvolvimento rápido de sinais e sintomas clínicos de uma perturbação neurológica focal da função cerebral com sintomas que duram 24 horas ou mais, ou que conduzem à morte, sem causa aparente que não seja de origem vascular (OMS). O AVC é a terceira principal causa de morte e a causa mais comum de incapacidade entre os adultos. O AVC isquémico é o tipo mais comum, afectando cerca de 80% dos indivíduos com AVC.

Os principais factores de risco de AVC identificados na Índia são a hipertensão, a diabetes, o colesterol elevado, as doenças cardíacas, o alcoolismo e a história familiar de AVC. Clinicamente, são possíveis vários défices, incluindo alterações do nível de consciência e perturbações das funções sensoriais, motoras, cognitivas, perceptivas e da linguagem. Os défices motores são caracterizados por paralisia ou fraqueza no lado do corpo oposto ao lado da lesão.

A prevalência do AVC na Índia é mais elevada nas zonas urbanas do que nas zonas rurais (Joshi et al 2006). A prevalência do AVC varia em diferentes regiões e cidades. Os factores étnicos, socioeconómicos e alimentares podem ser responsáveis por esta variação.

A frequência do acidente vascular cerebral de ACM é de mais de 80 casos por 100 000 pessoas. A Comissão Nacional de Macroeconomia e Saúde estimou que o número de acidentes vasculares cerebrais aumentará de 1 081 480 em 2000 para 1 667 372 em 2015 (Shah Mathur 2006). A mortalidade devida a acidentes vasculares cerebrais aumentou 8,9% entre 1998 e 2010

A idade é o fator de risco mais forte tanto para o enfarte cerebral como para o

hemorragia intracerebral primária. A incidência de AVC duplica

com o passar das décadas, a partir dos 55 anos, com uma taxa global de

0,2/ 1000 nas pessoas com idades compreendidas entre os 45 e os 54 anos e 10/1000 nas pessoas com mais de 85 anos.

A hipertensão > 140/90 mmHg é diretamente responsável por 57% de todas as mortes por acidente vascular cerebral e por 24% de todas as mortes por doença coronária na Índia, numa subestimação, sendo estes 31,5 milhões de hipertensos nas populações rurais e 34 milhões nas populações urbanas. Cerca de 12% de todos os acidentes vasculares cerebrais ocorreram na população com menos de 40 anos. Os homens têm 25 a 30% mais hipóteses de sofrer um AVC. Quase um em cada quatro homens e uma em cada cinco mulheres com 45 anos de idade podem esperar ter um AVC.

O objetivo da reabilitação do AVC é permitir que cada doente atinja o seu potencial máximo e maximizar os benefícios do treino, a fim de alcançar o nível mais elevado possível de desempenho físico e psicológico. O AVC é uma das principais causas de incapacidade a longo prazo e tem consequências emocionais e socioeconómicas potencialmente enormes para os doentes, as suas famílias e os serviços de saúde. Mais de 3 milhões de sobreviventes de AVC vivem com incapacidades residuais e défices motores. .

A capacidade de andar é um dos objectivos mais importantes da reabilitação do AVC. O comprometimento da marcha contribui significativamente para a incapacidade a longo prazo após o AVC. A recuperação da marcha nos sobreviventes de AVC é variável.

Wade et al. mostraram que apenas 22% de 45 doentes que não conseguiam andar em consequência de um AVC eram capazes de andar normalmente no prazo de 3 meses após a recuperação. Embora a intervenção precoce de reabilitação no treino da marcha seja geralmente reconhecida como benéfica em doentes com AVC.

O treino da marcha numa passadeira é um método de tratamento da incapacidade de andar que está a tornar-se popular. Além disso, tem sido demonstrado que as intensidades mais elevadas de treino de marcha resultam em melhores resultados após o AVC. A utilização de uma passadeira pode aumentar a velocidade da marcha.

O resultado foi medido utilizando a escala de categorias de Ambulação Funcional e o teste de caminhada de 10 metros

O objetivo final da reabilitação do AVC é atingir um nível de independência funcional necessário para regressar a casa e integrar-se o mais possível na vida da comunidade.

1.1 Declaração do problema

Este é um estudo sobre a eficácia do treino no solo versus treino na passadeira para melhorar a capacidade funcional da marcha em doentes com AVC

1.2 Finalidades e objectivos do estudo

1.2.1 Objetivo

O objetivo do estudo é descobrir o efeito diferencial do treino no solo e na passadeira sobre a capacidade funcional da marcha e a cadência em doentes com AVC.

1.2.2 objectivos

➢ Para descobrir o efeito do treino no solo para melhorar a capacidade funcional da marcha e a cadência em doentes com AVC.

➢ Descobrir o efeito do treino em passadeira rolante para melhorar a capacidade funcional da marcha e a cadência em doentes com AVC.

➢ Comparar a eficácia do treino no solo e na passadeira para melhorar a capacidade funcional da marcha e a cadência em doentes com AVC

1.3 Necessidade e importância do estudo

A perda da capacidade de andar é o principal problema após o AVC e a recuperação da marcha é um objetivo prioritário para a maioria dos doentes. De acordo com um inquérito realizado pela associação nacional de AVC, foi referido

que, entre os efeitos secundários mais potenciais do AVC, os doentes estão mais

preocupados com

com a recuperação do seu movimento e mobilidade. A incapacidade de andar contribui para a incapacidade funcional após um AVC

É necessário   avaliar a eficácia do treino de marcha em tapete rolante para melhorar a capacidade funcional da marcha e a cadência em doentes com AVC.

1.4   Hipótese Hipótese nula

Não existe um efeito significativo do treino de marcha em tapete rolante em comparação com o treino de marcha no solo para melhorar a capacidade funcional de marcha e a cadência em doentes com AVC

Hipótese alternativa

Existe um efeito significativo do treino de marcha em tapete rolante em comparação com o treino de marcha no solo para melhorar a capacidade funcional de marcha e a cadência em doentes com AVC.

1.5 DEFINIÇÕES OPERACIONAIS

Acidente vascular cerebral

O acidente vascular cerebral (AVC) é definido como o desenvolvimento rápido de sinais e sintomas clínicos de uma perturbação neurológica focal da função cerebral com sintomas que duram 24 horas ou mais, ou que conduzem à morte, sem causa aparente que não seja de origem vascular.

Marcha

É a progressão translatória do corpo como um todo, produzida por movimentos coordenados e rotativos de segmentos do corpo.

Treino de marcha no solo

Andar no chão

Passadeira de corrida

A passadeira é uma máquina constituída por um tapete sem fim sobre o qual uma pessoa pode caminhar ou correr sem mudar de lugar.

Velocidade de marcha

Distância percorrida por unidade de tempo

Cadência

Número de passos por minuto

REVISÃO DA LITERATURA

Literatura sobre aspectos gerais do AVC

Lipska K et al., (2007) Key component of metabolic syndrome and smoking are associated with ischemic stroke in young south Indian adults.

Randhawa W.K. (2006) A hipertensão é diretamente responsável por 57% de todas as mortes por acidente vascular cerebral e 24% de todas as mortes por doença coronária na Índia.

Humphries S (2004) vários determinantes genéticos contribuem para o risco de AVC destes, a espessura da parede medial da íntima da carótida é particularmente relevante porque é uma medida substituta da arteriosclerose subclínica e um forte indicador de futuro AVC isquémico de gémeos, irmãos e famílias forneceram provas significativas de hereditariedade, mas os genes envolvidos não foram identificados

Perttu J. Lindsberg (2003) verificou-se que a infeção crónica (por exemplo, infeção por clamídia pneumonia ou helicobacter pylori) aumenta o risco de acidente vascular cerebral. A infeção crónica aguda e exacerbante pode atuar activando a coagulação e as infecções crónicas e pode contribuir para a aterogénese. A predisposição genética da resposta inflamatória do hospedeiro pode ser um co-determinante importante para a aterogénese e o risco de AVC.

Dalal PM (2002), as tendências demográficas actuais sugerem que a população indiana sobreviverá até ao ano de pico da ocorrência do AVC (55-65 anos). Inquéritos comunitários recentes realizados em muitas regiões da Índia revelam uma taxa de prevalência bruta de AVC presumivelmente de origem vascular na ordem dos 200 por 100 000 pessoas

Anand K et al., (2001) A prevalência de AVC na Índia foi estimada em 203 por 100 000 habitantes com mais de 20 anos, num total de cerca de 1 milhão de casos. Cerca de 12% de todos os acidentes vasculares cerebrais ocorreram na população com menos de 40 anos.

Charles DA Wolfe (2000) A taxa de incidência global de AVC é de cerca de 2-25 por mil habitantes. A incidência de AVC duplica a cada década sucessiva acima dos 55 anos de idade, com uma taxa global de 0,2/1000 nas pessoas com idades compreendidas entre os 45 e os 54 anos e de 10/1000 nas pessoas com mais de 85 anos.

Literatura relativa à incapacidade e recuperação dos membros inferiores após o AVC

Enzinger (et al., 2008) Embora o conhecimento sobre a reorganização cortical relacionada com a função dos membros superiores após o AVC esteja a aumentar, são limitados os dados relativos aos movimentos dos membros inferiores.

Lutt A Ret al., (2005) A paresia da extremidade inferior é uma incapacidade significativa para os sobreviventes crónicos de AVC. Ao contrário do que acontece com a extremidade superior, as adaptações corticais nas redes que controlam a perna parética não foram caracterizadas após o AVC.

Kautz Sa (2003) após um AVC, a deficiência motora da perna parética é normalmente vista como um défice de controlo unilateral. No entanto, grande parte da circularidade neural que controla a função-chave normal está organizada bilateralmente para *produzir* atividade coordenada e específica da tarefa nas duas pernas. Assim, como resultado de processos de controlo neural contralesional, a geração de padrões motores na perna parética pode ser substancialmente influenciada pelo estado sismométrico da perna não parética durante tarefas bilaterais dos membros inferiores.

Ichiro myai et al (1999) A lesão da ACM que inclui o córtex pré-motor reduz o resultado da mobilidade. O córtex pré-motor (Brodmann 6) contribui de forma única para a potência dos membros superiores e inferiores proximais e desempenha um papel na organização dos comportamentos motores.

Mercier C et al., (1999) Na sequência de um acidente vascular cerebral, ocorrem alterações nos nervos motores, nas unidades motoras e nas fibras musculares que podem levar a uma diminuição da produção de força. A diminuição da produção de força não se deve apenas a uma diminuição da produção de força em cada músculo, mas também a deficiências na coordenação muscular em torno das articulações e entre elas, pelo que os doentes hemiparéticos podem por vezes produzir grandes quantidades de força, mas não têm qualquer controlo sobre a direção dessa força.

Literatura relativa ao treino em tapete rolante

Marco France schinic (2009) Este estudo teve como objetivo assegurar a eficácia do treino de marcha utilizando o apoio do peso corporal numa passadeira em comparação com o treino de marcha convencional para pessoas com AVC.

Marcus Pohl(2007) : examinou uma nova estratégia de treino da marcha para pacientes com AVC que visa aumentar a velocidade da marcha através do treino em tapete rolante. Este estudo compara o efeito do treino estruturado em tapete rolante dependente da velocidade com o treino progressivo limitado em tapete rolante e o treino convencional com portão em medidas de resultados clínicos para pacientes com hemiparésia.

Wen CS (2006) Examina a eficácia do treino de marcha em tapete rolante para restaurar a função principal, o equilíbrio e a velocidade de marcha em doentes com AVC.

Yocheved Laufer (2001) O objetivo do estudo foi comparar o efeito do treino de marcha convencional com o treino em tapete rolante nrestabelecimento da marcha em pessoas com hemiparésia na sequência de um acidente vascular cerebral. Este estudo sugere que o treino em tapete rolante pode ser mais eficaz do que o treino de marcha convencional para melhorar os parâmetros da marcha

Li - yuan chen (2000) Analisou a cinemática e a EMG da marcha numa passadeira rolante. Dezasseis indivíduos saudáveis do sexo masculino participaram no estudo. O sistema de análise da marcha infortronic ultra flex foi utilizado para registar os dados. Neste estudo, o autor verificou que a marcha numa passadeira inclinada era o padrão mais estável e que se notava um aumento da atividade muscular média.

S.Hesse (1995) O treino em tapete rolante foi mais eficaz no que diz respeito ao restabelecimento da capacidade de marcha e da velocidade de marcha. O treino em tapete rolante provoca o restabelecimento da marcha em doentes não ambulatórios com doenças crónicas.

Literatura relativa à medição de resultados

Rachael Lowe (2010) O teste de marcha de 10 metros está bem estabelecido para ser utilizado na avaliação de doentes com AVC. 45 doentes com AVC participaram no estudo. Os sujeitos realizaram o teste de marcha de 10 metros utilizando a sua velocidade de marcha habitual. A velocidade e a cadência da marcha foram calculadas a partir dos dados cronometrados. O teste de marcha de 10 metros demonstrou ser válido e fiável para a avaliação da capacidade de marcha de doentes com AVC.

Van Hedel et al (2006) O teste de marcha de 10 metros foi válido e fiável para avaliar a cadência da marcha de doentes com AVC

Mehrolz (2003) para determinar a fiabilidade, a validade concorrente e preditiva e a capacidade de resposta da categoria de deambulação funcional (FAC) em doentes hemiparéticos após AVC. No estudo, 55 doentes não ambulatórios após o primeiro AVC com uma duração de doença entre

Foram incluídos 30 e 60 dias. Com base neste estudo, foi encontrada uma elevada fiabilidade teste-reteste e fiabilidade interavaliadores. Após análise, o estudo demonstrou que a FAC tem uma excelente fiabilidade, boa validade concomitante e preditiva e boa capacidade de resposta em doentes com hemiparésia após AVC.

Da Cunha IT jr(2002) a categoria funcional ambulatória foi válida e fiável para a avaliação da capacidade de marcha do doente com AVC.

METODOLOGIA

3.1 Conceção da investigação

O projeto de investigação deste estudo é experimental.

3.2 Variáveis utilizadas no estudo

3.2.1 Variável independente

* Treino de marcha no solo

* Treino em passadeira

3.2.2 Variável dependente

* Velocidade de marcha dos membros inferiores

* Cadência

3.3 Definição

O estudo foi realizado no Departamento de Fisioterapia da Universidade de Gurugram, em Gurugram Haryana, Índia

3.4 Método de amostragem

Técnica de amostragem aleatória

3.5 População da amostra

30 indivíduos e 15 em cada grupo

3.6 Critérios de seleção

3.6.1 Critérios de inclusão

- Primeiro episódio de acidente vascular cerebral MCA direito.

- Capacidade de caminhar numa passadeira rolante a 0,2 km/h com assistência mínima a moderada durante, pelo menos, 2 minutos sem descanso.

- Início do AVC não superior a 90 dias

- Faixa etária entre 45 e 50 anos.

- Apenas os homens foram incluídos neste estudo

3.6.2 Critérios de exclusão

- Defeitos do campo visual

- Perturbações do movimento

- História de convulsões

- Fracturas recentes e lesões dos tecidos moles

- Enfarte agudo do miocárdio

- Asma grave

- cirurgia recente

- Diabetes mellitus e hipertensão não controladas

- DPOC

3.7 Duração do estudo

30 dias

3.8 Ferramenta de medição

- Teste de caminhada de 10 metros

- Categoria de deambulação funcional

- **3.9 Materiais utilizados**

➢ Formulário de avaliação

➢ Folha de recolha de dados

➢ Parar o relógio

➢ Lápis

➢ Papel

➢ Moinho de piso

3.10 Metodologia

Foram seleccionados 30 indivíduos e divididos em dois grupos. O procedimento foi explicado aos indivíduos.

Grupo A - tratado com treino de marcha em tapete rolante Grupo B - tratado com treino de marcha no solo

Assim, ambos os grupos são tratados e, após 30 dias, a capacidade funcional de caminhar e a cadência são medidas

3.11 Técnicas

Os doentes do grupo A (grupo experimental) foram submetidos a um treino de marcha em tapete rolante. O treino de marcha do grupo experimental consistiu em deambular numa passadeira motorizada, que foi ajustada à velocidade de marcha confortável dos indivíduos. De um modo geral, durante o treino em passadeira rolante, os sujeitos agarravam-se a uma barra horizontal à frente ou ao lado. O terapeuta, de pé no chão ao lado, auxiliava na flexão da anca e na colocação dos pés, conforme necessário.

No entanto, com os indivíduos mais limitados ou apreensivos, o treino na passadeira começou com o terapeuta atrás do indivíduo na passadeira, protegendo-o e fornecendo assistência manual com a flexão da anca, conforme necessário. O tempo real de caminhada durante as sessões de treino foi de 4 minutos por dia durante a primeira semana, 6 minutos por dia durante a segunda semana e 8 minutos por dia durante a terceira semana, 10 minutos por dia durante a 4th semana. Os períodos totais de intervenção (incluindo os períodos de repouso) variavam geralmente entre 8 e 20 minutos. O treino de marcha do grupo de controlo consistiu em andar na superfície do chão a uma velocidade confortável, utilizando auxiliares de marcha, assistência e períodos de descanso, conforme necessário.

Durante este estudo, todos os indivíduos dos grupos de controlo e experimental continuaram a receber cinco tratamentos diários de fisioterapia por semana, que incluem exercícios de mobilidade, como exercícios de amplitude de movimento passiva, exercícios de amplitude de movimento ativa, exercícios amplitude de movimento ativa e resistida, exercícios resistidos e exercícios de marcha na barra paralela, andar de lado na barra paralela, andar sem ajuda e subir escadas

RESULTADOS

Os dados recolhidos foram submetidos a um teste "t" emparelhado, individualmente para o grupo A e para o grupo B, utilizando fórmulas.

Fórmula 1

$$\overline{d} = \sum d/n$$

Onde,

d = diferença entre os valores pré-teste e pós-teste d = é o valor médio de d

n = é o número de indivíduos

Fórmula 2:

$$\text{Standard deviation SD} = \sqrt{\frac{\sum (d-\overline{d})^2}{(n-1)}}$$

Fórmula 3:

$$\text{Standard Error (S.E)} = \frac{SD}{\sqrt{n}}$$

$$\text{'t' calculated value} = \frac{\overline{d}}{S.E}$$

Fórmula 4:

$$\text{'t' cal} = \frac{d}{S.E}$$

Onde, t cal é o valor "t" calculado

d= média do desvio

n = número total de indivíduos s = desvio padrão

Σd^2 = soma do desvio ao quadrado

1. Teste "t" independente

$$t = \frac{\overline{x_1} - \overline{x_2}}{s} \sqrt{\frac{n_1 n_2}{n_1 + n_2}}$$

$$\text{Where } S = \sqrt{\frac{\sum (x_1 - \overline{x_1})^2 + \sum (x_2 - \overline{x_2})^2}{n_1 + n_2 - 2}}$$

$\overline{X_1}$ = Média do grupo de controlo

$\overline{X_2}$ = Média do grupo experimental

n_1 = Número de indivíduos no grupo de controlo

n_2 = Número de indivíduos no grupo experimental S = Desvio-padrão

Os dados foram recolhidos de 30 doentes e analisados utilizando o teste "t" emparelhado e o teste "t" independente para determinar a diferença dentro do grupo. Todos os dados foram analisados utilizando o SPSS versão 10.0.

QUADRO I

DADOS DESCRITIVOS DO GRUPO EXPERIMENTAL

S.N.	IDADE Ano	SEXO	TESTE DE CAMINHADA DE 10 METROS	
			Pré-teste	Pós-teste
1	46	M	82	92
2	47	M	81	90
3	48	M	83	94
4	49	M	82	92
5	50	M	81	90
6	48	M	84	94
7	47	M	82	92
8	45	M	80	91
9	48	M	81	91
10	47	M	82	92
11	46	M	83	94
12	48	M	84	95
13	49	M	82	92
14	50	M	80	90
15	48	M	81	92

QUADRO-2

DADOS DESCRITIVOS DO GRUPO DE CONTROLO

S.N.	IDADE Ano	SEXO	TESTE DE CAMINHADA DE 10 METROS	
			Pré-teste	Pós-teste
1	46	M	82	86
2	47	M	81	85
3	48	M	82	87
4	45	M	80	84
5	46	M	81	85
6	47	M	82	86
7	49	M	83	87
8	46	M	81	86
9	48	M	82	87
10	46	M	83	87
11	47	M	84	86
12	49	M	83	87
13	50	M	84	87
14	46	M	82	84
15	47	M	82	85

QUADRO - 3

DADOS DESCRITIVOS DO GRUPO DE CONTROLO

S.N.	IDADE Ano	SEXO	DEAMBULAÇÃO FUNCIONAL CATEGORIA	
			Pré-teste	Pós-teste
1	46	M	2	3
2	47	M	2	3
3	48	M	3	3
4	45	M	2	3
5	46	M	2	3
6	47	M	3	3
7	49	M	2	3
8	46	M	2	2
9	48	M	2	3
10	46	M	2	3
11	47	M	2	3
12	49	M	2	3
13	50	M	3	3
14	46	M	2	3
15	47	M	2	3

QUADRO - 4

DADOS DESCRITIVOS DO GRUPO EXPERIMENTAL

S.N.	IDADE Ano	SEXO	FUNCIONAL CATEGORIA DE DEAMBULAÇÃO	
			Pré-teste	Pós-teste
1	46	M	2	5
2	47	M	2	5
3	48	M	2	5
4	49	M	2	4
5	50	M	3	5
6	48	M	2	5
7	47	M	3	5
8	45	M	2	4
9	48	M	3	5
10	47	M	2	5
11	46	M	3	5
12	48	M	2	5
13	49	M	2	5
14	50	M	3	5
15	48	M	2	5

QUADRO-5
MÉDIA E DESVIO PADRÃO DA CATEGORIA DE DEAMBULAÇÃO
FUNCIONAL ANTES DO TESTE

GRUPO	N (N.º de sujeitos)	MEIO	DST. DESVIO PADRÃO
CTRL GP	15	2.27	0.46
EXP GP	15	2.33	0.49

QUADRO -6
MÉDIA PÓS-TESTE E DESVIO STD. DESVIO PADRÃO DA CATEGORIA
DE DEAMBULAÇÃO FUNCIONAL

GRUPO	N (N.º de sujeitos)	MEIO	DST. DESVIO PADRÃO
CTRL GP	15	2.87	0.35
EXP GP	15	4.87	0.35

QUADRO-7
MÉDIA E DESVIO STD. DESVIO DO TESTE DE CAMINHADA DE 10
METROS

GRUPO	N (N.º de sujeitos)	MEIO	DST. DESVIO PADRÃO
CTRL GP	15	82.14	1.9
EXP GP	15	81.85	1.25

QUADRO -8
MÉDIA PÓS-TESTE E DESVIO STD. DESVIO DO TESTE DE CAMINHADA
DE 10 METROS

GRUPO	N (N.º de sujeitos)	MEIO	DST. DESVIO PADRÃO
CTRL GP	15	85.93	1.10
EXP GP	15	92	1.60

INTERPRETAÇÃO DOS DADOS:

ANÁLISE ESTATÍSTICA DA CATEGORIA DE DEAMBULAÇÃO FUNCIONAL E DO TESTE DE CAMINHADA DE 10 METROS DO GRUPO DE CONTROLO UTILIZANDO O TESTE T EMPARELHADO

QUADRO- 9

GRUPO CTRL	MEIO		SD	t	DF
CATEGORIA DE DEAMBULAÇÃO FUNCIONAL	PRE	2.27	.46	3.67	14
	POST	2.87	.35		
TESTE DE CAMINHADA DE 10 METROS	PRE	82.14	1.9	19.6	14
	POST	85.93	1.10		

Interpretação - categoria de deambulação funcional do grupo de controlo

O QUADRO acima mostra a média dos dados do pré-teste para o grupo de controlo como

O valor t calculado é de 3,67, que é maior do que o valor da tabela (2,145). Isto indica que existe uma diferença significativa entre os valores pré-teste e pós-teste da categoria de deambulação funcional da extremidade inferior no grupo de controlo

Interpretação - Teste de caminhada de 10 metros do grupo de controlo

O QUADRO acima mostra que a média dos dados do pré-teste para o grupo de controlo é de 82,93±1,9 (DP) e o valor do pós-teste é de 85,93±1,10 (DP). 19,6, que é superior ao valor da tabela (2,145). Isto indica que existe diferença significativa entre os valores pré-teste e pós-teste do teste de caminhada

de 10 metros da extremidade inferior no grupo de controlo

**VALOR PRÉ-TESTE E PÓS-TESTE DA CATEGORIA DE DEAMBULAÇÃO
FUNCIONAL DO GRUPO DE CONTROLO**

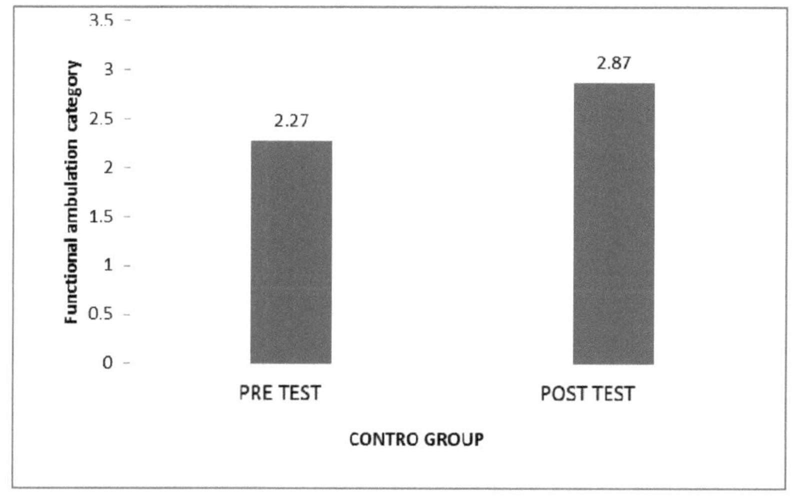

**VALOR PRÉ-TESTE E PÓS-TESTE DO
TESTE DE CAMINHADA DE 10 METROS DO GRUPO DE CONTROLO**

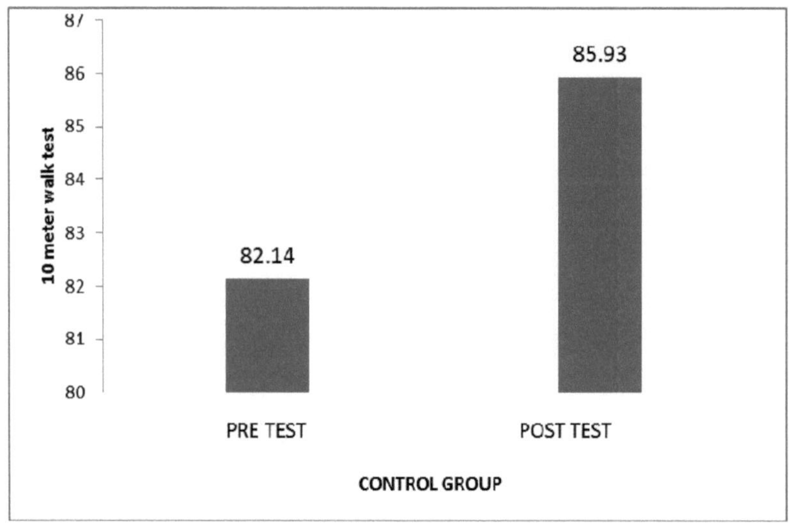

ANÁLISE ESTATÍSTICA DA CATEGORIA DE AMBULAÇÃO FUNCIONAL E DO TESTE DE CAMINHADA DE 10 METROS DO GRUPO EXPERIMENTAL, UTILIZANDO O TESTE 't' PAIRED

QUADRO 10

RUPO EXP	MEIO		SD	t	DF
CATEGORIA DE DEAMBULAÇÃO FUNCIONAL	PRE	2.33	.49	19	14
	POST	4.87	.35		
TESTE DE CAMINHADA DE 10 METROS	PRE	81.85	1.25	52.8	14
	POST	92	1.60		

Interpretação - categoria de deambulação funcional do grupo experimental

A TABELA acima mostra que a média dos dados do pré-teste para o grupo experimental é de 2,33±,49 (DP) e o valor do pós-teste é de 4,8±,35 (DP). O valor t calculado é 19, que é superior ao valor da tabela (2,145). Isto indica que existe uma diferença significativa entre os valores pré-teste e pós-teste da categoria de deambulação funcional da extremidade inferior do grupo experimental.

Interpretação - Teste de caminhada de 10 metros do grupo experimental

A TABELA acima mostra a média dos dados do pré-teste para o grupo experimental como 81,85±1,25 (DP) e o valor do pós-teste como 92±1,6 (DP). O valor t calculado é 52,8, que é maior do que o valor da tabela (2,145). Isto indica que existe uma diferença significativa entre os valores pré-teste e pós-teste do teste de caminhada de 10 metros da extremidade inferior do grupo experimental.

VALOR PRÉ-TESTE E PÓS-TESTE DA CATEGORIA DE DEAMBULAÇÃO FUNCIONAL DO GRUPO EXPERIMENTAL

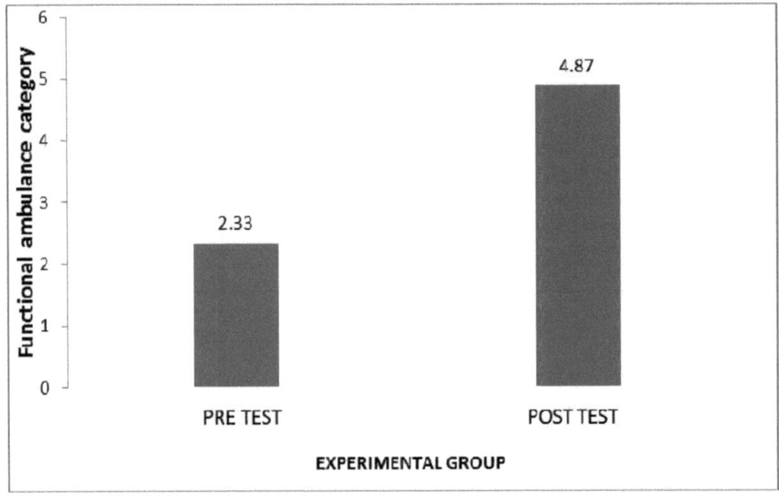

**VALOR PRÉ-TESTE E PÓS-TESTE TESTE DE CAMINHADA DE 10 METROS
GRUPO EXPERIMENTAL**

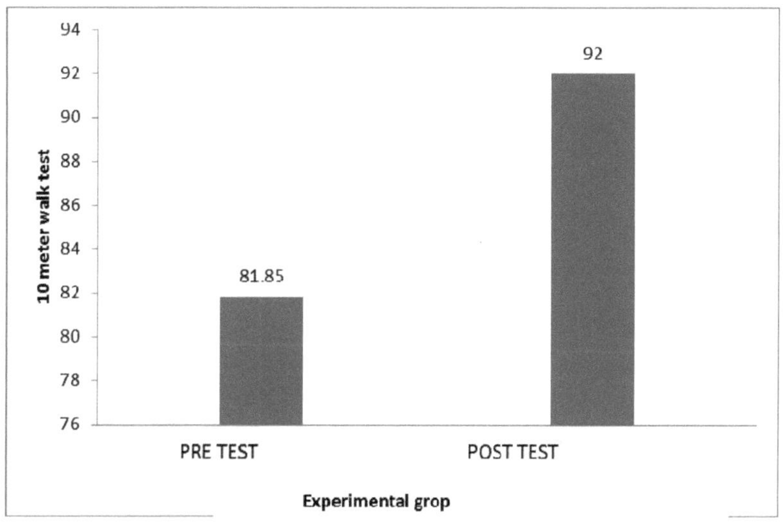

ANÁLISE ESTATÍSTICA DA CATEGORIA DE DEAMBULAÇÃO FUNCIONAL E DO VALOR DO PRÉ-TESTE DE CAMINHADA DE 10 METROS UTILIZANDO TESTE

QUADRO 11

GRUPO EXPERIMENTAL E DE CONTROLO PRÉ-TESTE VALOR	MEIO		SD	t	DF
DEAMBULAÇÃO FUNCIONAL CATEGORIA	EXP	2.33	.49	.358	28
	CTRL	2.27	.46		
E DE CAMINHADA DE 10 METROS	EXP	82.13	1.13	.61	21
	CTRL	81.87	1.25		

INTERPRETAÇÃO DA CATEGORIA DE DEAMBULAÇÃO FUNCIONAL DA EXTREMIDADE INFERIOR DO GRUPO DE CONTROLO E DO GRUPO EXPERIMENTAL VALOR DO PRÉ-TESTE

O QUADRO acima mostra a média dos dados do pré-teste para o grupo experimental como

2,33 ±,49 (DP) e o valor t calculado é de 0,38 e a média do grupo de controlo é de

2,27 ± 0,46 e o valor t calculado é de 0,38, tanto para o grupo experimental como

para o grupo de controlo. Isto indica que não existe uma diferença significativa entre

o grupo experimental e o grupo de controlo.

INTERPRETAÇÃO - TESTE DE CAMINHADA DE 10 METROS DO CONTROLO DA EXTREMIDADE INFERIOR E VALOR DO PRÉ-TESTE DO GRUPO EXPERIMENTAL

O QUADRO acima mostra que a média dos dados do pré-teste para o grupo

experimental é de 82,13±1,13 (DP) e o valor t calculado é de 0,61 e para o grupo de

controlo é de 81,87±1,13 e o valor t calculado é de 0,61, tanto para o grupo

experimental como para o grupo de controlo. Isto indica que

que não existe uma diferença significativa entre o grupo experimental e o grupo de controlo

ANÁLISE ESTATÍSTICA DA CATEGORIA DE DEAMBULAÇÃO FUNCIONAL E DO VALOR PÓS-TESTE DA CAMINHADA DE 10 METROS UTILIZANDO O TESTE T INDEPENDENTE

QUADRO 12

GRUPO EXPERIMENTAL E DE CONTROLO PÓS VALOR DO TESTE	MEIO		SD	t	df
CATEGORIA FUNCIONAL AMBULATÓRIA	EXP	4.87	.35	15.57	28
	CTRL	2.87	.35		
E DE CAMINHADA DE 10 METROS	EXP	92.07	1.10	12.34	28
	CTRL	85.93	1.58		

INTERPRETAÇÃO - CATEGORIA DE DEAMBULAÇÃO FUNCIONAL DA EXTREMIDADE INFERIOR DO GRUPO DE CONTROLO E DO GRUPO EXPERIMENTAL VALOR PÓS-TESTE

O QUADRO acima mostra que a média dos dados do pós-teste para o grupo experimental é de 4,87±,35 (DP) e o valor t calculado é de 15,57 e para o grupo de controlo é de 2,87±,35 e o valor t calculado é de 15,57, tanto para o grupo experimental como para o grupo de controlo. Isto indica que existe uma diferença significativa entre o valor do grupo experimental e o do grupo de controlo.

INTERPRETAÇÃO- TESTE DE CAMINHADA DE 10 METROS DO GRUPO DE CONTROLO E DO GRUPO EXPERIMENTAL APÓS O TESTE

A TABELA acima mostra que a média dos dados do pós-teste para o grupo experimental é de 92,07 ± 1,58 (DP) e o valor t calculado é de 12,34 e para o grupo de controlo é de 85,93 ± 1,10 e o valor t calculado é de 12,34 para ambos os grupos. Isto indica que existe uma diferença significativa no valor do grupo experimental em relação ao grupo de controlo

CATEGORIA DE DEAMBULAÇÃO FUNCIONAL

- Eficácia do grupo de controlo (fisioterapia convencional)

Ao comparar os valores do pré-teste e do pós-teste do grupo de controlo utilizando o teste "t" emparelhado, o valor t calculado é de 3,67, enquanto o valor da tabela é de 2,144786681. Uma vez que o valor calculado é superior ao valor crítico, indica que existe uma diferença significativa entre os valores do pré-teste e do pós-teste do grupo de controlo. Quando se comparam os valores médios de ambos, o valor médio do pós-teste é de 2,87, que é superior ao valor médio do pré-teste, 2,27, o que confirma que existe uma melhoria significativa no grupo de controlo do pós-teste em relação ao grupo de controlo do pré-teste.

- Eficácia do grupo experimental (treino em tapete rolante e fisioterapia convencional)

Ao comparar os valores do pré-teste e do pós-teste do grupo experimental utilizando o teste 't' emparelhado, o valor t calculado é 19, enquanto o valor da tabela é 2,144786681.. Uma vez que o valor calculado é superior ao valor crítico, isto significa que existe uma diferença significativa entre os valores do pré-teste e do pós-teste do grupo experimental. Ao comparar os valores médios de ambos, o valor médio do pós-teste é 4,87, que é superior ao valor médio do pré-teste, 2,33. Assim, confirma-se que existe uma melhoria significativa no grupo experimental pós-teste em relação ao grupo experimental pré-teste.

Teste de caminhada de 10 metros

Eficácia do grupo de controlo (fisioterapia convencional)

Ao comparar os valores do pré-teste e do pós-teste do grupo de controlo utilizando o teste 't' emparelhado, o valor t calculado é de 19,6, enquanto o valor da tabela é de 2,144786681. Uma vez que o valor calculado é superior ao valor crítico, isto significa que existe uma diferença significativa entre os valores do pré-teste e do pós-teste do grupo de controlo. Ao comparar os valores médios de ambos, o valor médio do pós-teste é
85,93, que são superiores ao valor médio do pré-teste 82,14, o que confirma que existe uma melhoria significativa no grupo de controlo do pós-teste em relação ao grupo de controlo do pré-teste.

- Eficácia do grupo experimental (tapete rolante e fisioterapia convencional)

Ao comparar os valores do pré-teste e do pós-teste do grupo experimental utilizando o teste 't' emparelhado, o valor t calculado é 52, enquanto o valor da tabela é 2,144786681.. Uma vez que o valor calculado é superior ao valor crítico, isto significa que existe uma diferença significativa entre os valores do pré-teste e do pós-teste do grupo experimental. Ao comparar os valores médios de ambos, o valor médio do pós-teste é 92, que é superior ao valor médio do pré-teste81,85. Assim, confirma-se que existe uma melhoria significativa no grupo experimental pós-teste em relação ao grupo experimental pré-teste.

DISCUSSÃO

Este estudo foi uma abordagem experimental comparativa, que estudou a eficácia do treino em passadeira rolante na melhoria da capacidade funcional da marcha e da cadência em doentes com AVC. O resultado foi medido utilizando a categoria de deambulação funcional (FAC) e o teste de marcha de 10 metros. Este teste demonstrou ser uma ferramenta válida e fiável para medir a capacidade e a cadência da marcha após um AVC. O grupo de controlo recebeu fisioterapia convencional, que inclui exercícios de mobilidade, como exercícios de amplitude de movimento passiva, exercícios de amplitude de movimento ativa, exercícios de amplitude de movimento ativa resistida, exercícios resistidos, e o doente também recebeu treino de marcha na barra paralela, marcha lateral na barra paralela, marcha sem ajuda e exercícios de subida de escadas

O treino em passadeira rolante é um conceito muito utilizado em contextos de reabilitação. A terapia de marcha em passadeira tem sido promovida como uma estratégia de tratamento para melhorar a marcha. Tem sido sugerido que o treino em passadeira rolante pode oferecer alguns benefícios para além dos obtidos apenas com a marcha normal. Os doentes seleccionados para o estudo são os primeiros episódios de AVC do ACM direito.

A marcha de um doente com hemiparesia é marcadamente mais lenta do que a de uma pessoa normal. Assim, o doente sofre de défices na sua capacidade funcional de deambulação, equilíbrio, velocidade de marcha, cadência, comprimento da passada, padrão temporal da marcha e padrão de atividade muscular. O estudo indica que os sobreviventes de AVC em fase inicial de reabilitação podem obter ganhos significativos em muitas das suas características de marcha. Além disso, os resultados indicam que, para algumas características da marcha, o treino em tapete rolante pode ser mais eficaz do que a deambulação no solo. A investigação sugere que as diferenças na magnitude da recuperação dos dois grupos podem dever-se à diferença na técnica de treino da marcha.

Alguns investigadores referem que o treino em tapete rolante pode melhorar componentes seleccionados da biomecânica da marcha e reduzir o dispêndio de energia da marcha no chão em doentes com AVC.

A percentagem de tempo despendida pelos sobreviventes de AVC no membro parético durante o período de apoio simples foi mais curta do que a dos indivíduos saudáveis normais. Por isso, é muito significativo que, em contraste com o treino de marcha numa passadeira estacionária, o treino tenha aumentado o período de apoio simples da perna parética.

A capacidade funcional de marcha e a cadência melhoraram significativamente apenas no grupo experimental. A diferença entre a pontuação média pós-tratamento da FAC (categoria de deambulação funcional) do grupo de controlo e a pontuação média pós-tratamento da FAC do grupo experimental pode ter significado clínico, o que indica que o grupo experimental que treina em passadeira tem uma melhor capacidade de percorrer escadas e superfícies irregulares, o que é um dos determinantes importantes da independência da comunidade

De acordo com Li-Yuan Chane, a marcha em passadeira inclinada é o padrão mais estável e a atividade muscular média mais elevada. Foi demonstrado que a melhoria da velocidade da marcha em indivíduos hemiplégicos está relacionada com o aumento do comprimento da passada, bem como da cadência. A melhoria significativa do comprimento da passada foi observada apenas no grupo experimental. A possível explicação para o aumento do comprimento da passada do grupo experimental deve-se ao aumento da flexão da anca no treino em passadeira, o que foi demonstrado na deambulação em passadeira de indivíduos saudáveis. Outra explicação possível para o aumento do comprimento da passada observado no grupo experimental pode estar relacionada com a atividade EMG significativa do músculo gastronémio mediano no treino em passadeira. Isto pode indicar um aumento da atividade do músculo gastronémio mediano na fase de arranque do membro parético do grupo experimental, que demonstrou ser importante para a geração de energia necessária à marcha.

Com base no estudo acima referido, o presente estudo concluiu que a passadeira inclinada era o padrão mais estável e aumentava a atividade muscular média do que no treino de marcha no solo

Mecanismo

O mecanismo pelo qual o treino em tapete rolante pode afetar a marcha dos sobreviventes de AVC deve-se a,

- A ativação de um gerador espinal.
- Maior flexão máxima da anca e cadência e diminuição do tempo de postura

CONCLUSÃO

O estudo prova que o treino em passadeira pode ser utilizado como um tratamento eficaz para melhorar a capacidade funcional de marcha em doentes com AVC, pelo que o treino em passadeira, juntamente com a fisioterapia convencional, pode ser utilizado como um programa de tratamento eficaz para melhorar a capacidade funcional de marcha em doentes hemiparéticos pós-AVC. Este é um método simples e eficaz e pode ajudar os doentes a melhorar a sua qualidade de vida

Assim, tendo em conta os resultados positivos do estudo, pode concluir-se que o treino na passadeira pode ser introduzido como um tratamento eficaz para melhorar a capacidade funcional da marcha e a cadência após o AVC.

2. SUGESTÕES

- O estudo pode ser efectuado com um grande número de amostras

- Recomenda-se a realização de um estudo com maior duração

- O treino de marcha em tapete rolante assistido por robô pode ser útil em doentes na fase inicial do AVC

- Podem ser incluídos programas de acompanhamento para conhecer o efeito a longo prazo do tratamento

- Além disso, pode ser efectuado um treino de marcha com suporte de peso corporal.

LIMITAÇÃO

- Este estudo foi efectuado por um curto período de tempo

- O estudo foi efectuado apenas em homens

- O estudo foi aplicado a um grupo etário entre os 45 e os 50 anos

- O tamanho da amostra era pequeno

- A ferramenta utilizada pode produzir erros humanos

- O estudo não inclui o programa de acompanhamento

- Apenas alguns dos parâmetros de marcha possíveis foram tidos em conta no estudo

REFERÊNCIA

1. Padrão de marcha no período inicial de recuperação após acidente vascular cerebral. Journal of bone and joint surgery 1996; 78: 1506 - 1514.

2. LiPska K, Sylaja P N, Sarma PS, Thankappan KR, Kutty YR, Vasan RS, Radhakrishnan K. Factores de risco para AVC isquémico agudo em adultos jovens (J) no Sul da Índia. Journal of Neurology, Neurosurgery, and Psychiatry 2007; 78: 959-963.

3. Li-Yuan Cbeu, Fang-Chin Su, Ping-Yen Chiang. Análise cinemática e EMG da marcha para trás em passadeira rolante. Sociedade de Engenharia em Medicina e Biologia 2000; 2: 825 - 827.

4. Ichiro Miyai, Tsunehiko Suzuki, Jin Kang, Kisou Kubota, Bruce T. Volpe. O AVC da Artéria Cerebral Média que Inclui o Premoto Reduz o Resultado da Mobilidade. Stroke 1999;30: 1380-1383.

5. Janet H Carr e Roberta B Shepherd. Stroke Rehabilitation 2005.

6. Dalal P. M. Stroke in India - Issues in Primary and Secondary Prevention (Acidente vascular cerebral na Índia - questões de prevenção primária e secundária). Neurologia Índia 2002; 52. EUA.

7. Dhamija RK, Dhamija SB. Prevalência de acidente vascular cerebral na comunidade rural: uma visão geral da experiência indiana. J Assoc Physicians India 1998; 46: 351- (§) 354.

8. Dr. Bela Shah, Dr. Prashant Mathur Workshop Report on Stroke Surveillance in India, 2006.

9. Elkind MS. Sacco RL. Factores de risco de AVC e prevenção do AVC. Semin Neural 1998; 18: 429- 40.

10.   Anand.K, Chowadary D, Singh KB, Pandav CS, Kapoor SK. Estimativa da mortalidade e morbilidade devidas a acidentes vasculares cerebrais na Índia. Neuropeidemiology 2001; 20: 208-21

11.   Andreas Gruber. Interventional Management of Stroke. Acidente Vascular Cerebral 2008; 39: 1663-1664.

12.   Armin J. Grau, Christian Weimar, Florian Buggie, Alexander Heinrich, Michael Goertler, Stefan Neumaier, Joerg Glahn, Tobias ® Brandt, Werner Hacke, Hans-Christoph Diener. Risk Factors, Outcome, and Treatment in Subtypes of Ischemic Stroke. Stroke 2001 ;32:2559.

13.   Bruce H Dobkin M.D. Rehabilitation after stroke The New England Journal of Medicine 2005; 352: 1677 - 1684.

14.   Susan B. O'Sullivan, Thomas J. Schmitz. Reabilitação Física. s" Edição Jaypee 2007.

15.   Wall, 1C, Turnbull, GI. Assimetrias da marcha na hemiplegia residual. Arch Phys Med Rehabil 1986;67:550-3.

16.   Perry 1, Garret M, Gronely 1K, Mulroy S1. Classificação da incapacidade de marcha na população vítima de AVC. AVC 1995;26(6):982-9.

17.   Roth E1, Merbitz C, Mroczek K, Dugan SA, Suh WW. Marcha hemiplégica: relações entre a velocidade da marcha e outros parâmetros temporais Phys Med Rehabil 1997;76(2): 128-33.

18.   Wade DT, Wood VA, Heller A. Walking after stroke: measurement and recovery over the first three months (Andar após acidente vascular cerebral: medição e recuperação nos primeiros três meses). Scand J Rehabil Med 1987; 19:25- 30.

19.   Onley SJ, Richards C. Hemiparetic gait following stroke (marcha hemiparética após acidente vascular cerebral). Parte I:

Características. Marcha e Postura 1996;4: 13~6.

20. Macko RF, DeSouza CA, Tretter LD, Silver KH, Smoth GV, Anderson P A, et al. Treino de exercício aeróbico em passadeira reduz o gasto energético e as exigências cardiovasculares da marcha hemiparética em doentes com AVC crónico. Stroke 1997;28(2):326-30.

21. Hesse S, Bertelt C, Schaffrin A, Malezic M, Mauritz KH. Restauração da marcha em pacientes hemiparéticos não deambulatórios através de treino em passadeira com suporte parcial de peso corporal. Arch Phys Med Rehabil 1994;75: I 087-93.

22. Waagtjord J, Levangle PK, Certo CME. Efeitos do treino de marcha em tapete rolante num paciente hemiparético. Phys Ther 1990;70:549-59.

Categoria de deambulação funcional

Nível 0 - A pessoa não consegue andar de todo ou necessita da ajuda de duas ou mais pessoas.

Nível 1 - A pessoa necessita de apoio contínuo de uma pessoa que ajuda a suportar

o peso do doente e a manter o equilíbrio.

Nível 2 - A pessoa está dependente do apoio contínuo ou intermitente de uma

pessoa para ajudar no equilíbrio ou na coordenação.

Nível 3 - A pessoa precisa apenas de supervisão verbal. Nível 4 - É necessária ajuda

em escadas e superfícies irregulares. Nível 5 - A pessoa pode andar de forma

autónoma em qualquer lugar.

Teste de caminhada de 10 metros

O teste dos 10 metros é o teste de velocidade mais comum. O doente é instruído a percorrer uma distância de 10 metros, o tempo necessário para percorrer os 10 metros é medido com um cronómetro simples. O doente pode andar à sua velocidade preferida ou à sua velocidade máxima. O teste é efectuado duas vezes para calcular um valor médio em duas tentativas. Para calcular a cadência média, o avaliador conta o número de passos durante o teste de 10 metros.

ANEXO- 2 FORMULÁRIO DE AVALIAÇÃO

A. DADOS DEMOGRÁFICOS

Nome:

Idade: Data de admissão :

Sexo: Data da avaliação:

Profissão:

Estado civil:

Principais queixas:

B. HISTÓRIA

História médica atual

a) Início:

b) Duração:

c) Sintomas:

História médica anterior

Diabetes Mellitus   :   Sim/Não Duração:

Detectado agora/.....anos

Medicação   :   Sim/Não, regular/irregular

Situação atual   :   Controlado/não controlado

Qualquer outra doença relevante   :   Sim/Não

História da família História pessoal

a) Actividades físicas   Ativo/Inativo

b) Tabagismo e duração

c) Consumo de álcool   :   Sim/Não

d) Tipo de personalidade   :   Calmo/Ansioso

História socioeconómica

C. **NA OBSERVAÇÃO** Construção física Atitude do membro Alterações tropicais

Aparelhos externos Outros

D. **NA PALPAÇÃO** Calor Ternura Inchaço

E. **NO EXAME**

1. **Sinais vitais Ritmo** cardíaco Pressão sanguínea Pressão respiratória Temperatura

2. **Exame neurológico**

- Nível de consciência (GCS)
    - Mini-teste do estado mental Memória: Curta/Intermédia/Longa

Orientação Inteligência Atenção Discurso

Exame do nervo craniano

3. **Exame motor**

a) Potência

Membro   superiorDireitaEsquerda

Membro   inferiorDireitaEsquerda

b) Tom

Membro superior Membro inferior

c) Reflexos

Reflexo superficial Reflexo profundo

d) Controlo voluntário

e) Amplitude de movimento

Membro superior Certo Esquerda

Membro inferior Certo Esquerda

4. Exame sensorial

a) Exterocepção: normal/anormal Tato

Dores de temperatura

b) Propriocepção: normal/anormal Sentido da posição articular Sentido cinestésico

Vibração

c) Sensação combinada e cortical: normal/anormal Estereogonose

Localização tátil

Discriminação de dois pontos Barognosia Grafestesia

5. Marcha Normal/Espástica/Atáxica/Hemiplégica

Cadência: Simétrica/Assimétrica Balanço do braço

Base: Estreita/ampla

6. Coordenação: Equilíbrio/não equilíbrio

7. Equilíbrio

8. Postura

9. Deformidade

10. Bexiga e intestino

11. Exame do nervo craniano

12. Função da mão:

Normal/Parcialmente afetado Moderadamente afetadoTotalmente afetado

F. INVESTIGAÇÃO

C T Scan MRI

Outras investigações Sangue

EEG

G. LISTA DE PROBLEMAS Primário Secundário

H. DIAGNÓSTICO PROVISÓRIO

I. TRATAMENTO

Objectivos Meios

J. ACOMPANHAMENTO

FORMULÁRIO DE CONSENTIMENTO

51

I. .... voluntariamente   consinto

para participar no estudo de investigação designado

"UM ESTUDO SOBRE O TREINO EM PASSADEIRA DE SOLO VERSUS PASSADEIRA DE CORRIDA PARA MELHORAR A CAPACIDADE DE ANDAR EM PACIENTES COM AVC"

O investigador explicou-me em pormenor a abordagem do tratamento, o risco dos participantes e respondeu às perguntas relacionadas com a investigação de forma satisfatória.

Assinatura do participante:

Assinatura da testemunha:

Assinatura do investigador